B. Münch

Brustkrebs – Du kannst mich mal!

Dieses Buch widme ich

Darius und Béla.

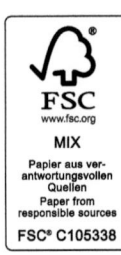

Impressum:

Bibliografische Information der Deutschen Nationalbibliothek:
Die Deutsche Nationalbibliothek verzeichnet diese Publikation in der
Deutschen Nationalbibliografie; detaillierte bibliografische Daten
sind im Internet über http://dnb.dnb.de abrufbar.

© *2013 B. Münch*

Illustration: Olli Jonda

ISBN: 978-3-7322-6198-7

Herstellung und Verlag: BoD – Books on Demand, Norderstedt

Ja endlich!

Ich bin nach 17 gefühlten Schwangerschaftstests zum 2. Mal schwanger. Nicht, dass wir es lange probiert hätten, aber ich wollte doch unbedingt ein Geschwisterchen für John. Die Apotheker hatten sowohl ihren Spaß als auch ihre sichere Einnahmequelle durch mich. Erst meine Nachbarin empfahl mir doch etwas geduldiger zu sein. Und dann eines Tages verfärbte sich der Streifen. Auweia, schaffe ich das überhaupt mit zwei Kindern? Na klar! Wird schon werden!

Ich steuerte auf mein Lebensziel hin – eine Familie mit mehr als einem Kind. Wir waren so unendlich glücklich und freuten uns auf das Baby. Natürlich nahm mich John, mein erster Sohn gut in Anspruch, so dass ich nicht soviel Zeit aufwenden konnte, um mich um passende Gardinen zur Bettwäsche zu kümmern. Aber das war doch auch alles egal. Ich hatte es bald geschafft! Eine Familie aus 4 Personen - da fehlte nur noch ein Hund. Aber ich wollte

Christian, meinen Gatten doch nicht überfordern. Alles zu seiner Zeit.

So rückte der Termin näher und wir suchten uns eine anthroposophische Klinik aus, damit es nicht zu einem Kaiserschnitt kam wie bei der ersten Geburt. Und dann war es soweit! Die Wehen setzten ein.

Ab zur Klinik - und wieder zurück. War doch noch nicht soweit und wieder hin und wieder zurück...Nicht nur, dass die Klinik 35 km entfernt lag, nein, ich hatte auch noch die falschen Schuhe an und wir kehrten zurück, um die richtigen Schuhe anzuziehen- für die Geburt. Nee is klar! Meine Schwiegermutter drehte schon langsam am Rad, sie kümmerte sich um John bei uns zu Hause und wurde durch meine ständige Wiederkehr und mein Hecheln auf dem Küchentisch nervös.

Jetzt aber sollte es los gehen! Ich merkte es auch, als ich Luft schnappend im Gang herum lief und eine ältere Dame mich ansprach: "Sach mal Mädchen haste denn nicht atmen gelernt???"

Wir verbrachten so ca. 23 Stunden im Kreissaal. Mein Mann litt schon ein bisschen an Erschöpfung. Ich hingegen erholte mich alle 3 Minuten aufs Neue. Aber leider, leider entschied sich auch diese Klinik für einen Kaiserschnitt. Mir war es auch irgendwann egal! Schön war, dass ich bei Bewusstsein war, und nicht wie bei der ersten Geburt eine Vollnarkose bekam. Also hörte ich den kleinen Wurm schreien und war so überglücklich ihn zu knutschen. Dann wunderte ich mich, dass das Schließen meiner Bauchdecke überdurchschnittlich lange dauerte.

Aber dies sollte ich am Abend erfahren, als der Chefarzt meinen Mann traf: „Ihre Frau ist goldwert!" Wie ? Warum? "Wir haben ein Nadelöhr verloren, versuchten es durch Sieben zu finden, es gelang uns aber nicht. Ist aber auch nicht schlimm für Ihre Frau, nur falls jemand mal einen Ultraschall der Gebärmutter macht, sollte er wissen, dass es sich um ein Nadelöhr handelt und auch noch herzlichen Glückwunsch zur Geburt Ihres Sohnes." Das war ein Freitag!

Wir waren so unendlich glücklich und zufrieden. Alles war wie es sein sollte. Christian besuchte mich mit John und meiner Mutter am Samstagmorgen und schenkte mir einen Ring. Ach, es war so schön, auch dass meine Mutter es geschafft hatte mit ihrer Ente von Koblenz über Frankfurt nach Düsseldorf zu gelangen...Ein schöner Tag.

Mein Vater besuchte mich mit seiner Frau, fuhr aber dann auch gleich zum Schiff. Es war Pfingsten und sie waren berufstätig und brauchten die Erholung. Ich hatte ja auch schließlich nur ein Kind bekommen.

Alle bewunderten den kleinen Jim. Abends ging mein Mann dann mit seiner Familie und meiner Mutter essen. Ich lag stolz im Bett und schaute auf Jim. Ich genoss seinen Geruch, seine kleinen glucksenden Geräusche. Ich hatte es geschafft! Es klappte auch mit dem Stillen. Ich hatte ja ein wenig Sorge, da John Neurodermitis hatte und ich unbedingt wieder stillen wollte. Ich hatte ja diesen Knubbel in der Brust, wobei mein Frauenarzt meinte, das sei nichts Schlimmes. Da ich aber viel Zeit während der Geburt hatte und von Natur aus gern rede, habe ich wahrscheinlich allen Hebammen in allen Schichten von dem Knubbel erzählt. So kam es auch dass Herr Dr. Kenzel mich am Samstagabend zum Ultraschall bat. Ich hatte zwar keine Lust und war auch müde, aber nun denn. Dann gehen wir mal!

Das waren meine letzen Minuten als super unbekümmerter, fröhlicher Mensch. Schon nach einigen Minuten sprach er von Chemo, Brustkrebs, Lymphknoten, blablaba. Ich hörte eigentlich auch nicht mehr zu. Drehte mich zu der jungen netten Ärztin um, um eine Bestätigung dieses kompletten Schwachsinns zu erhalten. Aber als ich sah, dass sie weinte, wurde mir schlecht.

Ich rief Christian an, und sagte ihm, dass ich wahrscheinlich Brustkrebs hätte. Ich sagte es ihm, als würde ich ihn bitten noch Spülmaschinentabs ein zukaufen. Er beruhigte mich natürlich mit seinen Worten. Aber er war ja kein Arzt, woher wollte er etwas wissen. Der Arme, was für ein Abendessen. Ich kann mir die

9

Gesichter vorstellen. Was hat sie gesagt, was macht der Kleine? hörte ich seine Eltern fragen.

Sie sagt: „Sie hätte Brustkrebs."

Es war Pfingsten, so dass die meisten Ärzte nicht anwesend waren. Man wartete auf den Chefarzt um die notwendigen Schritte zu besprechen. Für mich waren diese 3 Tage wie ein nicht richtig eingestellter Fernsehsender. Immer wieder Aussetzer. Ich konnte mein Leben nicht von denen im TV unterscheiden. War ich in einer komischen Gerichtssendung gelandet? Oder in einem RTL Programm? Nein, es war mein wirklicher Mann und mein wirklicher Vater, die mit den Ärzten über den Schnellschnitt sprachen. Ist das auch die richtige Klinik hier? Wir müssen schnell handeln, da eine stillende Brust die Zellen schneller verteilen kann. Was hörte ich da? Sie alle sprachen doch nicht über mich? Ok, doch! Also noch mal schnell gestillt und ab in den OP. Sie werden schon sehen, dass sie sich vertan haben.

Dieser blöde Arzt von Samstagabend, der kann sein blaues Wunder erleben, mich so zu erschrecken.

Aber so war es nicht. Der blöde Arzt sollte Recht behalten und sollte sogar zu meinen Rettern zählen, denn ohne ihn hätte sich der Krebs fröhlich ausbreiten können. Christian durfte mir im Aufwachraum auch selber mitteilen, dass ich Krebs habe. Tja was soll ich sagen, ich erinnere mich nur noch daran, dass wir beide geweint haben und geweint!

Am nächsten Tag wurde meine rechte Brust amputiert.

Es war ein Mittwoch der 8.6.1995!

Es war als würde eine Welt zusammen brechen. Mein Traum zerplatzte! Eine Familie! Ja aber eine Familie ohne Mutter, so hatte ich es mir nicht vorgestellt. Ich schwebte in einer Luftblase, die ich zerstechen wollte, damit sich diese Enge in mir auflöste. Aber es gelang mir nicht.

ICH war es die krank war, ich war es die nicht mehr stillen durfte oder konnte, ich war es die sich nicht so um das Baby kümmern konnte. Ich konnte mich nicht mehr freuen, endlich nach Hause zu dürfen um mich um John und Jim zu kümmern. All diese schönen Dinge die man erlebt im ersten Lebensjahr. Stolze Mutter sein! Das Kinderzimmer einrichten! Auf dem Spielplatz sitzen mit anderen Müttern, über belanglose Dinge reden: Wie der krabbelt noch nicht? Er ist doch schon 5 Monate? Tztztz! Er sollte aber doch schon sitzen können, oder?

Wie habe ich diese Gespräche bei John im ersten Jahr gehasst.

Wie habe ich sie bei Jim vermisst.

Jim wurde von dem Moment an Pünktchen genannt, zumindest für die Zeit im Krankenhaus, da er sich die Nase wund suchte. Es gab ja jetzt Fläschchen. Man hätte zwar mit einer Brust stillen können, aber nicht wenn man eine so beschissene Diagnose hatte wie ich. Meine Zukunft lag in Chemo, Bestrahlung, Interferon...Da reden wir nicht mehr von guter Muttermilch.

Als ich aufwachte, saßen sie alle da. Abwechselnd mein Mann, mein Vater, meine Mutter...nein es schneidet Dir keiner Deinen Arm ab. Alles ist gut! Sie durften sogar bei mir schlafen. Sie machten mir, Mut und Hoffnung, aber ich sah dieselbe Angst in Ihren Augen, wie in meinen.

Es hat genau 2 Tage gedauert, da wollte ich mein Kind selber wickeln. Gut - ich denke, darum ist er auch so ein harter Bursche geworden. Das Wickeln hätte man in keinem Vorbereitungskurs zeigen können. Dass er noch beide Arme hat - grenzt an ein Wunder.

Da kamen sie, meine Freunde und besuchten mich. Alle mit diesem Blick - alles wird gut! Du schaffst das schon. Woher wollten sie das wissen? Eine Freundin studierte Medizin zu dieser Zeit und ich las gerade in den Statistiken über Brustkrebs - ach an dieser Stelle möchte ich mich entschuldigen ich werde ab jetzt nicht mehr Brustkrebs schreiben, sondern über das Arschloch. Also, ich las gerade über Arschlöcher und wie lange man zu leben hat mit der und der Prognose, als sie mir verbat solche Lektüren noch einmal anzufassen. Du entsprichst keiner Statistik - also lebe. Keiner kann sagen wie alt wir alle werden...

Ja schon klar, aber ich konnte bis vor einer Woche noch träumen ich würde 80. Jetzt steht da max. 5 Jahre. Ich habe ein Baby und einen dreijährigen Sohn! Ich las über Ernährung...keine Nachtschattengewächse, kein Fleisch, kein Alkohol, kein Zucker kein kein kein. Das war ja der Wahnsinn, da hatte ich eigentlich auch keinen Bock drauf. Aber für die Kinder - na klar mache ich alles.

Dann besuchte mich mein bester Freund mit einer Metrosüßigkeitendose in groß und dann auch noch meine Lieb Lieblingssüßigkeit. Auweia Zucker! Ich aß nur jeden Tag ein kleines Stückchen. Es war so lecker und ich glaube heute, dass ich angefangen habe mit jedem Stückchen dem Arschloch die Stirn zu bieten.

Die Zeit im Krankenhaus verlief schnell. So schnell, dass man nach 14 Tagen doch mal an die Fäden des Kaiserschnittes gedacht hat. Das hingegen, wie sich später rausstellte, war ein wirklich lächerlich kleiner Moment, denn das Fäden ziehen der Amputation…nun ja!

Ich arrangierte mich mit der Situation, dass das Arschloch mich aufgesucht hat. Ich wurde zwar von der Wöchnerinnenstation in die Krankenstation verlegt, aber dies wurde mir durch meine beste Freundin Silke ein wenig versüßt. Sie verkaufte zu dieser Zeit Krankenhausbetten und stellte der Klinik einige zur Probe, mit der Bitte eins in mein Zimmer zu stellen. Das schönste daran war, dass ich dieses Bett so hoch fahren konnte, dass ich den Kölner Dom sehen konnte, obwohl ich nicht in Köln entbunden hatte. Jim hat auch Glück gehabt, dass er nicht aus 1,90m Höhe aus meinen Armen gefallen ist. So vertrieben wir uns drei Wochen die Zeit bis zur ersten Chemo. Mit Unsicherheit, Wut, Traurigkeit, Schmerzen und unendlicher Angst. Ich glaube sowieso, dass ich erst so richtig verletzlich wurde, durch die Geburt meiner Kinder. Von dem Moment an, war ich verwundbar, angreifbar.

Chemo - das ist doch was ganz Schlimmes, da verliert man doch seine Haare und muss kotzen. Mann, was hatte ich für eine Angst davor. Als die Flüssigkeit zum ersten Mal durch meine Adern floss, konnte ich sie riechen und schmecken. Aber ich wollte das Arschloch vernichten, also es war ja amputiert worden, aber da doch sehr viele Lymphknoten befallen waren, wollte man auf Nummer sicher gehen. Also Arschloch, falls Du eine kleine Zelle verloren hast, wird diese Flüssigkeit diese aufspüren und Dich vernichten. So malte ich mir aus, wie diese Flüssigkeit durch meinen Körper hetzte, wie in einem spannenden Krimi auf der Jagd nach dem Bösen. Es dauerte meistens 8 Stunden. Eigentlich sollte dies über drei Tage stationär ablaufen, aber da ich John schon so lange alleine gelassen hatte und auch kein Krankenhaus mehr sehen konnte, bin ich immer abends nach Hause. Mein Bett stand dort mit einem Bild auf dem Nachttisch und meinem Bademantel. Ansonsten war in diesem Zimmer nichts mehr von mir. Jim nahm ich immer mit im Maxi Cosi, er wusste ja noch nicht, dass es sich um ein Krankenhaus handelte - er war ja erst drei Wochen alt.

Liebe Menschen habe ich an diesen Tagen kennengelernt. Menschen, denen es ähnlich ergangen war. Nur der Unterschied zu mir: sie waren so im Schnitt 30-50 Jahre älter als ich.

Ich habe die erste Chemo einigermaßen vertragen. Aber auch nur, weil mich Christian so liebevoll unterstützt hat. Ich konnte mich ins Bett legen und er machte in diesen Nächten die Fläschchen für Jim und brachte auch John ins Bett. Meine Familie unterstützte mich, indem sie auf die Kleinen aufpasste.

Also eigentlich nicht so schlimm - eine Chemo. So, da war doch noch was. Haare! Man verliert doch seine Haare. Also hat eine liebe Freundin meiner Schwester mir kurz einen Kurzhaarschnitt verpasst. Dann ist der Unterschied nicht so groß… Ich habe tatsächlich daran geglaubt. Dann ist der Unterschied nicht so groß - paah! Christian kam abends nach Hause und fragte, warum warst Du denn noch mal beim Friseur? Waaaas? Ich rannte zum

Spiegel und sah, dass mein Pony weg war. Wenn man zwei kleine Kinder hat und eine amputierte Brust schaut man nicht mehr so gerne in den Spiegel und man hat auch nicht mehr soviel Zeit dafür. OK, der Moment war da!

Ich rief meine Freundin Silke an, sie befahl sofort einen Champagner zu kaufen und mein Mann sollte einen Rasierer besorgen, und ihr Freund besorgte Carmina Burana. Ich glaubte nicht, was sie da machte. Feiern wir hier was? Wenn ja was?

Du hast immer im Leben alles selber bestimmt, also bestimmst Du auch wann die Glatze kommt und nicht das Arschloch, sprach sie zu mir. Sie hatte Recht. Musik an, Champagner in die Gläser und Christian durfte seiner Frau eine Glatze rasieren. Erwähnte ich schon, dass mein Gatte auf lange blonde Haare steht?

Ein bis vier Tränchen wurden trotzdem vergossen. Aber wir haben es selbst gemacht! Da stand ich, mit einer Glatze ohne Brust und ich würde sagen guten

18 kg Übergewicht. Ich habe in beiden Schwangerschaften 28 kg zugenommen.

Das Stewardessen Figürchen war hinfort.

Ich war eigentlich immer sehr selbstbewusst, aber an diesem Abend stand ich alleine vor dem Spiegel und fühlte mich wie eine Aussätzige, wie ein Alien. Ich fand mich so ekelhaft, dass ich mir gar nicht mehr vorstellen konnte, dass Christian mich lieben und begehren konnte. So entschied ich mich dann auch für eine selbstklebende Prothese. Man setzt die Haftstreifen in Dreiecksform auf die Brust und haftet die Brust tagsüber an. Eigentlich eine praktische Erfindung. Beim Duschen legt man diese zur Seite und heftet sie später wieder an.

Wenn man allerdings einen dreijährigen hat, der das Ding kurz in der Reihenhaussiedlung ans Fenster hält, um seinen Freunden mal die Brust von Mama zu zeigen, muss man die Prothese erst wieder suchen.

War ich zu lässig mit dem Umgang?

Meine Ärztin riet mir, mit allem sehr offen umzugehen, denn Kinder vertragen soviel wie sie auch fragen. Und der natürliche Umgang würde ihnen im späteren Leben nur helfen, da dann jede 2. Frau Arschloch hätte. Ach ja, Ärztin deswegen, weil ich meinen Arzt nicht mehr sehen wollte, der im Februar, März, April und Mai sagte, dass mit dem Knubbel sei nicht so schlimm. Ich wüsste doch wohl, dass sich eine Brust in der Schwangerschaft veränderte, ich hätte doch schon ein Kind bekommen. Und als Herr Dr. Kenzel samstags nur mit einem Ultraschall mein Arschloch erkannte, zog ich es vor den Arzt zu wechseln. Ich hätte Klage einreichen können, aber nach einem langen Gespräch mit dem Chefarzt, entschieden wir uns dagegen. Es hätte mir vielleicht etwas Geld eingebracht, aber nach langen Gerichtsverhandlungen, vielleicht auch noch zusätzlich ein Magenarschloch. Herr Dr. Chefarzt hat mir versichert, dass er ein sehr intensives Telefonat mit meinem Arzt hatte und er war sich sicher, dass er auch ein paar schlaflose Nächte haben wird. Dies sollte wohl reichen! Ich hatte auch nicht wirklich Zeit, mich mit derartigen Menschen zu beschäftigen. Meine Uhr tickte!

Wie lebt man, wenn man weiß dass es bald vorbei ist? Ich kannte diese Gespräche bisher nur von Partys:
Was würdest Du tun, wenn du wüsstest, dass Du nur noch ......

Einen kleinen Plan hatte ich ja: Alle drei Wochen Chemo bis November und dann bis Dezember Bestrahlung. Da kann man doch was mit anfangen. Da plant man einfach sein Leben drum herum und schon lebst Du.

Wenn nur diese fürchterliche Angst nicht gewesen wäre. Alle drei Monate Untersuchungen. Röhre, CT, Lunge röntgen, Blutbild machen. Immer wieder - diese Scheiß-Angst.

Und jeden Abend guckst Du diese kleinen süßen Jungs an, bringst sie ins Bett - liest Geschichten vor, als gäbe es kein Morgen, singst Schlaflieder in der Hoffnung, dass sie deinen jämmerlichen Gesang nie vergessen werden. Überlegst dir, ob du Videos aufzeichnen sollst von dir selbst, damit sie später hören wie du warst, wie du geredet hast. Sollte ich schon mal für die nächsten Jahre Weihnachtsgeschenke kaufen, beschriften und.....aber was wünschen sie sich denn mit 8 oder mit 5 Jahren? Was ist dann modern? Oder cool?

Dann eines Tages fiel mir auf, dass John gar keine Neurodermitis mehr hatte. Ich muss kurz hinzufügen, dass mein Sohn morgens mit blutigen Schlafanzügen wach wurde, nichts, aber auch gar nichts Normales essen konnte. Eigentlich waren wir nur in Reformhäusern unterwegs und bei Homöopathen. Eine Menge haben wir ausprobiert, aber geholfen hat eigentlich nichts so richtig. Dann kam ja die Geburt von Jim ins Haus und das ganze Theater.

Also fiel mir nach der zweiten Chemo auf, es hat sich gebessert - nicht nur gebessert, er konnte sogar normal essen und hatte keine offenen Stellen mehr. Bitte beachtet, dass dieses Buch kein medizinischer Ratgeber ist, sondern nur meine ureigenste Erfahrung. Aber ich hatte dass Gefühl, wir hatten für Neurodermitis keine Zeit mehr, durch meine Arschloch-Erkrankung. Wir haben die Neurodermitis unbewusst los gelassen. Und ich glaube in dieser Zeit fing ich an, das Arschloch auch ein bisschen los zu lassen. Kennt ihr das, wenn man sich über etwas tierisch aufregt, wird es immer schlimmer. Man gibt dem Ärger Raum.

Ich wollte dem Arschloch keinen Raum mehr geben.

Ich habe gegrillt, Fleisch gegessen, sogar Alkohol getrunken, und auch leider wieder geraucht. Am Anfang nur ein bis zwei. Heute will ich nicht darüber sprechen! Sonst fangen sie alle wieder an zu meckern. Ok, das Thema Rauchen werde ich gesondert behandeln, da es sich um eine Sucht handelt, und die kam leider in meiner Familie in anderer Form vor.

Ich fing an zu leben, ich redete mir ein, dass keiner weiß, wann ich sterbe. Vor der Arschloch-Erkrankung nicht und jetzt schon gar nicht. Christian und ich planten nach jeder Chemo eine kleine Hollandreise

23

mit den Jungs. Wir segeln beide gerne und sind gerne am oder auf dem Wasser.
Jedes Mal segelten wir auf der Segelyacht meines Vaters.

Also, ich kann Euch sagen, soviel Urlaub wie 1995 habe ich noch nie gemacht. Jim war also mit 6 Wochen schon auf seinem ersten Segeltörn auf der Ostsee.

An einen besonderen Tag erinnere ich mich noch, Silke und ihr Freund segelten mit uns. Als ich Jim auf dem Salontisch wickelte bat ich sie, falls mir etwas zu stößt, bist du dann da für meine Jungs, als Freundin, und erzählst von uns? Das war einer der schwierigen Momente, wo sich die Angst von hinten wieder ran schlich. Nicht, dass ich immer diesen Lebensmut gehabt hätte, aber immer öfter!

Die sechs Chemos überstand ich mehr oder weniger gut ! Mal wurde gekotzt - mal wurde einfach nur geschlafen. Ich rate jedem nur, haltet euch Ärger vom Hals und bekloppte Menschen während einer Chemo. Nach der fünften Chemo verlor ich sämtliche Körperbehaarung. An manchen

Stellen ja ganz angenehm, aber ihr glaubt nicht wie viel Haare der Mensch im Gesicht hat. Also nicht, dass ich aussehe wie ein Affe, aber wenn die Augenbrauen fehlen, dann wird es hart mit dem guten Aussehen. Zu der Zeit habe ich dann auch eine Perücke getragen. Vorher nur mit Kappen und Tüchern. Ich vergesse nie unsere Reise nach der letzten Chemo nach Kreta. Ein ziemlich einfaches Hotel, auf der falschen Seite von Kreta. Morgens mit Perücke ans Buffet, dann ab auf die andere Seite mit dem Auto nach Matala zu den Hippies, Perücke ab - Kopftuch drauf. Einmal erkannte mich ein Pärchen aus dem Hotel, was sie wohl gedacht haben? Wen interessiert's!

Meine Haare fingen an zu wachsen! Kleine Stoppeln auf der Glatze, und dann hatten wir auch noch ein großes Familienfest. Ich hatte ein elegantes schwarzes langes Kleid an mit Hut...es war nicht wirklich mein Style, aber was sollte ich machen. Da sagte einer zu mir: "Zieh doch den Hut aus, das sieht viel cooler aus". Also ganz ehrlich ich war zwar ziemlich nervös, aber ich wurde langsam wieder die alte und stand lässig am Türrahmen mit meiner Sinead O Connor Frisur. Auf jeden Fall fühlte ich mich so, und das tat sehr gut.

Mein Ego wuchs so langsam, oder so schnell wie meine Haare, je nachdem wie man es nimmt. Ich war auch nicht mehr so schlapp wie unter den Chemos. Meine Kraft kehrte wieder zurück. Ein herrliches Gefühl.

Dann kam das erste Weihnachtsfest als Familie - wie ich sie mir immer gewünscht hatte. Ach du Scheiße! Das war hart. Ich dachte, ich mache alles perfekt, aber in den Vorbereitungen merkte ich, ich will alles perfekt machen, weil ich tief in mir dachte, es wäre das letzte Mal. Ich wollte, dass sich alle daran erinnern und sagen, das war eine tolle Mutter.... Aber da wollte ich doch gar nicht hin! Ich wollte doch dem Arschloch keine Aufmerksamkeit mehr geben. Als dann meine Mutter mit ihrem Akkordeon so wunderschöne Weihnachtslieder spielte, konnte ich dieses Gefühl kaum aushalten. Und als wir dann noch Süßer die Glocken nie klingen sangen, musste ich fast kotzen, auch ohne Chemo.

Wie schafft man es, das Arschloch mit seiner verbreitenden Angst aus seinem Leben zu halten?

Ich kann an dieser Stelle keine Anleitung geben, aber ich kann sagen, dass man sich jeden Tag aufs Neue etwas schönes vornehmen sollte. Etwas Kleines, manchmal auch etwas Großes. Ja, das steht in jedem Ratgeber ich weiß, aber wie ich es mir zu alltäglichen Routine machte, meine Thymusdrüse zu klopfen beim Aufwachen, so kann man sich auch das Vornehmen schönere Dinge zur Pflicht machen.

Durch meine nicht nur klassische, medizinische Behandlung, sonder auch durch meine alternative Heilmethoden, bin ich durch so allerlei gewandert. Ich würde im Nachhinein sagen, ich habe alles probiert, was mir unter die Finger kam. Thymus & Mistel gespritzt, hoch dosierte Vitamine, Kineosologie, Yoga etc. Das mit dem Spritzen habe ich aber nicht wirklich selber gemacht. Da war so eine nette, ältere Nachbarin, frühere

Kinderkrankenschwester, sie hat mir gerne den kleinen Piekser in meinem Bauchspeck gestochen. Ich konnte es nicht. Aber sie war es auch, die mir von ihrem Praxisleben erzählte, von diesen schrecklichen Frauen, die sich nur noch um die Kleinen kümmern und nicht mehr um ihre Ehemänner nach der Geburt der Kinder. Und das deswegen alle Ehe scheitern, und und und. Sie meinte doch wohl nicht mich, oder? Ich habe doch wirklich einen Grund keinen Sex mehr zu haben. Ich habe Arschloch und zwei kleine Kinder und-------!

Da war ich nun mit 31 Jahren und Christian war der wohl verständnisvollste Ehemann den man sich wünschen konnte. Ja, Sex - das hatten wir früher oft und ausgiebig und das schöne daran war, es hat uns beiden richtig Spaß gemacht.

Aber was meinte meine Nachbarin jetzt eigentlich, soll ich mich jetzt in dieser schweren Zeit auch noch um das Thema Sex kümmern? Immer bleibt alles an mir hängen. Hätte ich vor 7 Jahren so geredet? Nein ! Ich wäre über ihn hergefallen wenn ich länger als 4 Tage auf einer Langstrecke gewesen war. Und jetzt soll das Thema Sex zur Pflichtlektüre werden? Schön und gut, aber nackt rekele ich mich so nicht auf dem Bärenfell ohne Brust, oder wohl möglich noch mit dem Plastikding. Also es ist doch normal, dass junge Eltern wenig Sex haben, wenn zwei kleine Kinder da sind.... und so redete ich mir ständig neue Entschuldigungen ein.

Wir hatten Sex! Vorsichtig, unsicher und nicht leidenschaftlich! Ich fühlte mich nicht als Frau und konnte somit auch nichts annehmen! Klar war Christian liebevoll und vorsichtig, aber es waren nicht mehr wir beide. Es hatte sich etwas verändert…

Umso schöner, dass meine Mutter uns zu Weihnachten ihre Zeit schenkte. Geld hatte sie keins. Also schenkte sie uns eine Woche im Februar ihrer kostbaren Zeit. Wir fuhren in den Skiurlaub, und ließen es uns richtig gut gehen. Wollten Zeit füreinander, wollten reden, wollten essen, wollten Ski fahren, wollten Sex. Und so geschah es, dass wir an jenem Abend im Hotel einer Kölner Band lauschten. Jetzt muss man wissen, dass ich immer schon eine Schwäche für Musiker hatte, egal wie er aussah, aber wenn einer spielen konnte oder singen, war es um mich geschehen. Das liegt wahrscheinlich daran, dass meine Mutter mich immer als Kind mit einem 120 Bass Akkordeon in den Schlaf gesungen hat. Nun gut. Wir gingen an die Bar, tranken ein Gläschen wasauchimmer, und dann wurde Christian müde und sagte, er wolle ins Bett. Jetzt muss man wirklich beide Seiten sehen! Für ihn war das letzte Jahr auch nicht wirklich einfach. Im Gegenteil, er musste auf 200 % laufen. Und somit hatte er sich auch sehr auf diesen Urlaub gefreut. Bei mir muss man wissen, wenn es irgendwo etwas zu feiern gab, war ich entweder der Organisator :) oder aber auf jeden Fall dabei. Und so trennten wir uns an der Bar mit den Worten: "Gute Nacht, Schatz."

Da saß ich alleine, nachts an der Bar mit meiner neuen Kurzhaarfrisur. (da haben wir sie wieder) Im Januar noch straßenköterblond, jetzt hübsch blondiert lockig und sehr sehr weich. Als der Gitarrist auf mich zu kam und fragte, ob er mal meine Haare streicheln dürfte, die sähen so weich aus....Ähm aber – klar, nee gerne wieso? Nee, mach ruhig. War ich das, die gerade gestammelt hat? Paaahh, sammel dich, du blöde Kuh! Keiner weiß was, sei mal wieder so wie früher. Flirte los! Lächeln, na siehste, geht doch! Willst Du was trinken? Ja klar, gerne. Los, zeig was du hast, schrie ich mich innerlich an. Ja aber da ist doch nix mehr, was eine Frau ausmacht. Fett, kurze Haare und nur noch eine Brust...Komisch, alle wurden dünn während einer Chemo, nur du nicht! Toll!

Los, zeig was du hast, schrie mich wieder einer von innen an, also so, dass es keiner hören konnte. Nur ich! Und ich saß da, ganz alleine! Ohne Christian! Der war ja schon im Bett. Darum wolltest Du doch hier alleine an der Bar sitzen und sehen ob Du es noch kannst. Flirten! Also kramte ich in mir drin, was ich noch konnte. Ich hatte schöne Zähne, gerade und weiß - also Lächle! Und dann hörte ich den Gitarristen sagen, ich musste Dich ansprechen, weil du so ein tolles Lächeln hast. Auweia, es hat geklappt. Los, was kannst Du noch, sprach etwas in mir. Guck! Guck mit Deinen braunen Augen. Und ich guckte! Und schon hörte ich den Gitaristen sagen, wenn Du lachst, leuchten Deine wunderschönen braunen Augen. Ja, manch einer möchte jetzt hier sagen, ist ja abgedroschen. Würde ich normalerweise auch jeder Freundin sagen, fall bloß nicht darauf rein, aber wenn Du nur noch Augen und Zähnen hast, die du selber gut an Dir findest, dann muss das manchmal sein. Und so tranken wir ein Gläschen oder zwei und knutschten.

Ach Du Kacke! Ich schoss in unser Zimmer und sprach kein Wort. Ich tat so als wäre nichts geschehen. War ja auch nix. Meine Güte, ein Kuss! Ich fühlte mich so elend und so unglaublich weiblich zugleich. Der nächste Tag war so spannend, glaubt mir ans Arschloch habe ich null bis nullkommanull gedacht. Angst vorm Sterben, da hatte ich an dem Tag wirkliche keine Zeit für! Es war so unglaublich aufregend. Ich fühlte mich so unglaublich lebendig. Ich kaufte noch so nebenbei eine CD der Band aus dem Hotel. Dann kehrten wir nach Hause zurück. Mit den Kindern und meiner Mutter hatte alles wunderbar geklappt.

Der Alltag hatte mich wieder. Nicht nur das, nein im März sollte eine kleine Chemo ohne Haarverlust beginnen und eine Interferonbehandlung. Man hatte aus meinem Tumor eine Impfung hergestellt, welche mir ins Bein gespritzt wurde. Ich hatte aber mal so gar keinen Bock darauf. Aber ich tat alles, was mein Leben verlängern könnte.

Tagsüber beim Putzen hörte ich mir die CD an und sah eine Telefonnummer auf dem Cover. Ich rief an und wir verabredeten uns auf einen Kaffee in Köln. Mann, war das spannend. Wer denkt denn da schon an Interferon oder Fieber oder was da so kommen soll. Also haben wir uns getroffen. Und ich mache es kurz.

Ich hatte ein Verhältnis, welches mir geholfen hat, den Weg zu mir als Frau zurück zu finden. Und letztendlich konnte ich Christian ab da auch wieder mehr Frau sein.

Ich habe in dieser Zeit wieder gelernt, dass Leben zu genießen. Zwar immer nur in kleinen Häppchen, da die Angst vor dem

Arschloch noch überwog. Im Krankenhaus riet man mir zu einer Therapie. Im ersten Moment dachte ich nur wofür? Ich komme damit klar, wie ich mit allem in meinem Leben klar gekommen bin. Doch dann fiel mir ein, wie Christian, mich am Anfang unserer Beziehung fragte, nachdem man sich so sein bisheriges Leben erzählte, wo ich das alles hingepackt hätte. Ich lachte und antwortete: Das ist Vergangenheit! Ich war auch davon überzeugt!

Meine Kindheit war jetzt nicht ganz so entspannt. Meine Eltern ließen sich scheiden, als ich 4 war. Mein Vater heiratete seine jetzige Frau und bekam noch zwei Kinder, meine Schwester Loulou und meinen Bruder Bo. Meine Mutter heiratete auch wieder, bekam auch ein Tochter, die allerdings kurz nach der Geburt verstorben ist: Maria!

Da meine Mutter alkoholkrank war, wurde ich zwischen meinen Eltern hin und her gereicht. Leider lag zwischen den beiden Städten 150km. So kam es, dass ich in meinem Leben ca. 18 Mal umgezogen bin. Mit meiner Stiefmutter habe ich mich nicht gut verstanden, sie war sehr jung und war etwas überfordert mit ihren zwei kleinen Kindern, und dann mit mir. Zuletzt zog ich mit 11 zu meiner Mutter.

Es war eine wunderbare Zeit. Sie war trocken und wir genossen drei Jahre in Harmonie. Dann trennte sie sich von meinem Stiefvater und trank dann doch ein bisschen viel. So zog ich mit 16 Jahren aus und lebte in einer WG. Heute kann ich sagen, dass dies meine Persönlichkeit sehr geprägt hat. Trotz allem hatte ich ein sehr gutes Verhältnis zu meiner Mutter, wenn sie trocken war. Das kam hin und wieder vor. Sie war ein toller Mensch! Unglaublich musikalisch und belesen! Meine ersten zwanzig Jahre in meinem Leben waren jetzt nicht die rosigsten, um es in Kurzform auszudrücken. Ich war ein Verdränger, ein gute Laune Mensch. Mich konnte nichts umhauen. So hielt ich durch - bis das Arschloch in mein Leben kann und mich wirklich zum Wanken brachte. Und dies war dann auch der Grund warum ich mich zu einer Therapie entschied. Ich dachte ein paar Sitzungen, und alles ist wieder in Ordnung. So war es dann auch.

Nach 4 Jahren war ich fertig mit dem Säubern meiner Seele. Ich kann jedem nur raten, wenn er die Möglichkeit hat und einen guten Gesprächstherapeuten findet, dann nehmt die Chance wahr. Man glaubt gar nicht, wie viel seelischer Müll sich in einem ansammelt.

In dieser Zeit verstarb meine Mutter. Das war ein so harter Schlag für mich, weil sie seit dem Tag des Besuchs vom Arschloch wirklich für uns da war. Vor jeder Untersuchung telefonierten wir und nach jeder Untersuchung. Das waren die schönsten Telefonate: „Hallo Mama? Ist nix alles Ok." Daraufhin sagte sie: "Wusste ich doch!" Sie war ein besonderer Mensch, und ist es heute noch für mich. Den Kindern habe ich nach Ihrem Tod immer erzählt, sie sei jetzt ein Stern, der über uns wacht. Sie machte auch meine Familie komplett, wir erbten ihren Hund. Tja Christian...so kann es gehen. Ihre Krankheit dauerte 1 Jahr, Magen und Speiseröhrenarschloch. Ich hatte es gerade drei Jahre geschafft! In meinem Kopf baute ich eine Regel auf: Arschloch kann tödlich sein, eine Lungenentzündung aber auch!

Man muss nicht an Arschloch sterben. Doch meine Mutter rüttelte an dieser These und starb. Obwohl ich im Nachhinein erfahren habe, dass sie wohl einen Deal mit dem Lieben Gott hatte. Gib es mir, aber nicht meiner Tochter! Da ich Mutter war, konnte ich es sogar nach vollziehen. Ich bedankte mich bei ihr und versuchte wieder in kleinen Schritten, das Arschloch zu vergessen. Sie war ja da und passte auf. Und in der Tat: den Job machte sie richtig gut. Bis heute!

So kam es auch zu diesem Buch. Immer schon in den letzten 18 Jahren wollte ich ein Buch schreiben oder anderen Frauen Mut machen. Aber irgendwie ...fand ich nicht die richtigen Worte und dachte auch: "Ach, es gibt schon so viele von diesen Büchern. Ich lese sie ja auch nicht. Warum sollte einer meine Geschichte lesen?" Und so trug es sich zu, dass ich mit meinem Auto in der Waschstrasse einfuhr, und immer wenn ich in eine solche einfuhr dachte ich: „Warum passiert hier eigentlich so wenig, keiner fährt auf und/oder bleibt stecken, das ist genauso unwahrscheinlich, als wenn Du ein Buch schreibst und irgendwelche Menschen würden es lesen. Da hörte das Wasser auf, auf mein Auto zu prasseln. Ein Mechaniker rannte hektisch hin und her. Es ging nichts mehr. Ich steckte zum ersten Mal in einer Waschstrasse fest. OK Mama, ich hatte verstanden!! Ist ja schon gut, ich werde ein Buch schreiben. Und solche Zeichen bekam ich immer von ihr.

Also, ich glaube nicht an den Lieben Gott, aber ich glaube es gibt ein Leben nach dem Tod. So haben wir uns auch verabschiedet voneinander, eine Woche vor ihrem Tod. „Du weißt, dass ich sterbe?" Ich wollte gerade antworten, wie all die Wochen zuvor. Ach komm Mama, du wirst sehen, bald geht es Dir besser.... Sie schaute mich an lächelte und sagte, hör auf damit, du weißt es und ich weiß es auch. Dann lachten und weinten wir beide und sie sagte: „Wir sehen uns wieder, aber das dauert, du wirst hier noch ein paar Jährchen gebraucht."

Es ist nicht richtig, wenn ich schreibe, ich glaube nicht an den lieben Gott. Ich war als Kind katholisch, aber verlor immer mehr den Glauben. Im Krankenhaus während der Untersuchungen, z. B . in der Röhre, da habe ich mich an den lieben Gott gewandt. Ich machte einen Deal mit ihm, wenn ich hier raus komme und der Daumen ist nach oben gerichtet, dann komme ich mit meiner Familie in die Kirche. Ich kam aus der Röhre - der Daumen war oben! Ich ging in die Kirche, aber lieber Gott bitte, ich konnte es nicht ertragen, was der Pfarrer predigte. Mir drehte sich der Magen um. Ich hatte einen Deal mit dem lieben Gott, er lässt mich leben bis ich 40 bin und ich schicke meine Kinder in den Religionsunterricht. Sie waren sogar richtig gut. Sie hatten eine eins.

Am Tag vor meinem 40sten fiel mir der Deal wieder ein und ich sagte nur zu meiner Freundin, falls ich morgen tot umfalle, weißt Du ganz sicher, dass es den lieben Gott gibt. Irgendwann verspürte ich eine so unsagbare Wut, dass ich sogar dem ganzen Himmel drohte. Zu meiner Entschuldigung muss ich sagen, dass ich wieder einmal eine unbeschreibliche Angst hatte zu sterben. Ich hatte keine Angst vor dem Tod aber davor, dass ich meine zwei

Jungs ins Leben rief und dann verschwinden sollte. Und die Vorstellung, dass Christian mit John und Jim an meinem Grab stehen sollten, ließ mich einmal kurz ausrasten. Um mich positiv zu beschreiben: Ich bin eine sehr lebendige, temperamentvolle Frau. Um es negativ auszudrücken: Ich kann richtig ausfallend werden und laut. Also drohte ich dem Himmel, falls dieser Tag kommt, an dem ich zu Euch komme und egal ob es der Himmel oder die Hölle ist, ich dreh es um, ich raste aus, ich werde mich nicht fügen und es akzeptieren. Ihr werdet keinen Platz da oben für mich finden, um mich zu beruhigen.

Heute weiß ich nicht, ob es jemand da oben gehört hat. Vielleicht hat meine Mutter ihnen gesagt, dass daran was wahres sein könnte und keiner der Engel oder Teufel Bock hatte auf eine solche Furie. Also durfte ich jedes Jahr ein Jahr länger bleiben. Nach der 40 habe ich einen weiteren Deal vorgeschlagen: Wie wäre es mit dem Abi von John. Damals, dachte ich mir, unglaublich lange Zeit!

Wenn ich die hätte - wow. Aber ich sag's Euch, das war letztes Jahr. Und ich verlängerte wieder bis zum meinem ersten Enkel, aber da ich sie mir früh wünsche, habe ich schon einen kleinen Vorvertrag angefertigt. Bis zum Abi meines letzen Enkels. Jetzt habe ich erst ein Mal Ruhe vom Sterben. In der Tat hat sich die Angst auch verschoben. Nicht, dass ich sterben möchte, aber das alt werden ist gar nicht so einfach wie ich es mir vorstellte. Klar freut man sich als Arschlochkranke über jeden Tag, das sagt sich aber nur so ganz leicht bis Mitte vierzig, dann schleichen sich die Zeichen der Zeit in dein Gesicht und es krallen sich unbekannte Hormone an deinen Hüften fest. Natürlich habe auch ich ein Recht darüber zu meckern, auch wenn ich für jeden Tag dankbar sein muss. Ich hatte nur das Glück, durch das Arschloch mir schon vor 18 Jahren Gedanken machen zu müssen.

Es fing schon an, als ich die ersten Ähnlichkeiten bei meinen Jungs feststellte, die sie vielleicht von mir haben könnten. Jedes Stückchen mehr von mir an Ihnen ließ mich mehr in mir ruhen. Der kleine krumme Finger von John - hat er von mir. Das trotzige von Jim - hat er von mir. Das schnelle reden - hat er von mir. Das albern sein - haben sie von mir. Natürlich sind sie eine richtig gute Mischung von Christian und mir. Aber zu sehen wie sie feinfühlig, offen und lustig heran wuchsen, machte mich so glücklich. Die ersten drei Weihnachtsfeste waren schrecklich traurig - natürlich nur in mir drin. Nach außen war es perfekt fröhlich und ungezwungen. Aber jedes weitere Jahr, wurde ich gelassener. Ich merkte wie ich immer mehr sähen konnte in meinen Kindern. Und das war es auch warum ich leben wollte…Um ihnen etwas mit ins Leben zu geben. Natürlich habe ich dadurch heute ein kleines Problem...Ich habe immer die Hausfrauen belächelt, welche eine Krise bekamen, wenn die Kinder groß waren. Zum einen bin ich keine Hausfrau, ich leite ein Unternehmen, zum anderen bin ich so was von cool! Falsch gedacht! Da ich durch das Arschloch mir wirklich zum Hauptzweck machte, gute, interessante, witzige Menschen zu erziehen, vergaß ich darüber ein wenig mich selbst. Also Frauen aufgepasst - immer schön an Euch denken zwischendurch!

Es ist nicht so, dass ich nichts für mich gemacht hätte. Angefangen von Saxophon lernen bis hin zu russisch erlernen. Yoga, Sport, joggen, malen und was man alles so machen kann um scheinbar eine Zufriedenheit zu erlangen. Schließlich hat sich das Gefühl, Angst vor dem Arschloch gemischt mit dem Gefühl, für wen bin ich eigentlich hier. Die Jungs wurden größer und selbstständiger, dazu hatte ich sie ja auch immer erzogen, denn ich wolle ja nicht, dass sie nach meinem Tod von irgendeiner Stiefmutter versaut worden wären. Das Übrigens war eins meiner härtesten Gespräche mit Christian. Es war nach der 4. Chemo, nachts im Bett. Wir wurden beide wach, früher um wilden Sex zu haben, jetzt um alles zu klären nach meinem Tod.

Auch nicht schön für einen Mann!

Aber ich wollte natürlich, dass er wieder eine Frau findet und dass er meinen Kindern eine Familie schenkt. Aber wenn diese Frau nur annähernd etwas mit Schneewittchens Stiefmutter zu tun gehabt hätte, wäre ich zu einem Geist geworden und wäre ihnen nachts erschienen. Und dies habe ich in der Nacht glaubwürdig zum Ausdruck gebracht. Natürlich war das eine sehr traurige Nacht für uns beide. Und ich wusste auch immer in meinem Inneren, dass Christian eine gute Wahl getroffen hätte. Aber das perverse daran war, ich war jetzt schon eifersüchtig auf diese Familie, die ich mir doch gewünscht hatte. Vielleicht versteht Ihr jetzt, dass ich immer von dem Arschloch rede. Aber das Schlimmste und warum es eigentlich Arschloch heißt war, dass es Jim die Muttermilch genommen hat. Die unbeschwerte Babyzeit im ersten Jahr. Warum? Was hatte der kleine Wurm damit zu tun? Hätte das Arschloch nicht später kommen können?

Warum? Diese Frage stellen sich wahrscheinlich alle Menschen die erkranken, einen Unfall hatten oder sonst einen Schicksalsschlag erleiden mussten. Vieles habe ich ausprobiert um einen Antwort zu finden. Es gibt keine. Alle

Antworten die man sich zu Recht legt, sind homemade. Aber das ist auch gut so. Wer sollte dir richtige Antwort geben? Der liebe Gott? Mein Mann? Meine Kinder? Ich? In meinen Augen alles Quatsch. Erst als ich anfing mich nicht mehr so wichtig zu nehmen, fiel es mir leichter nicht an das Arschloch zu denken. Erst als ich verstand, dass ich diesen Kindern zwar das Leben geschenkt hatte, aber nicht mehr und nicht weniger. Sie leben ihr Leben! Sie hätten es auch schon als ganz kleine Menschen getan und wären großartig geworden. Es war doch vermessen von mir, so lange leben zu wollen um aus ihnen tolle Menschen zu machen. Hat schon mal jemand gehört, dass die Mutter von Mozart toll war oder die Mutter von Albert Einstein eine ganz, ganz witzige intelligente Frau. Nein jeder lebt sein Leben und hat die Stärke in sich, die er braucht. Durch diese Erkenntnis erleichterte sich mein Leben um fast 50%. Ich fing an zu feiern, zu tanzen, zu trinken, zu reisen, zu lieben, zu kochen, zu essen und das alles mit Freude. Ich fing auch wieder an zu rauchen - das ist ein Punkt, den kaum einer verstehen kann. Nur die süchtigen unter Euch, aber davon auch nur manche, denn manche haben der Sucht den Kampf angesagt und gewonnen. Aber da dies kein Nichtraucherbuch werden soll, werde ich jetzt darüber nicht schreiben.

Wenn ich mit John und Jim Kindervideos anschaue, freue ich mich immer, dass wir sie zusammen sehen können und nicht die Neue von Christian. Die muss noch warten! Ich habe noch ein paar Jahre geplant.

WAS habe ich eigentlich gemacht um das Aschloch aus meinem Leben zu halten? Besiegen will ich nicht sagen, da ich keinen Bock hatte mich auf einen Kampf einzulassen. Ich kämpfe nicht mit Menschen oder Dingen, die ich nicht leiden kann. Also fragte ich mich oft in den letzten 18 Jahren, was ich gemacht hatte. Meine Schwiegereltern drückten es mal einfach aus, sie sagten, dass sich wahrscheinlich die Ärzte vertan hätten und ich Opfer eines Ärztepfuschs geworden sei.

Schön wäre es!

Also manchmal dachte ich: "Komm stell Dir einfach diese Möglichkeit vor, und der ganze Stress hat ein Ende." Aber im Ernst: es waren meine Blutergebnisse, meine Ultraschall-Ergebnisse, meine CTs, meine Mammographien.... Also dem Arschloch die Stirn bieten und das ist glaube ich einfach das, was ich gemacht habe. Je älter meine Jungs wurden, desto einfacher ist es mir gefallen. Jedes Jahr sagte ich mir: "Jetzt würden sie es ohne mich schaffen". Manches Mal dachte ich an die Frauen, die nach Brustkrebs ihr Leben total veränderten. Ohne Ihre Familien ihre Träume auslebten usw. Das war ich nicht, weil mein Traum war meine Familie! Aber wo blieb ich in der Erziehung der Kinder, in dem Familienbetrieb, nachdem ich meinen Traumjob Stewardess aufgegeben hatte? Es war einfacher auf die anderen in meiner Familie zu hören. Es war ein wenig beschützend. Es war wenig unmutig! Aber im Laufe der Jahre sollten doch noch weitere Träume in Erfüllung gehen. Du hast nur dieses eine Leben! Liest man und hört man so oft. Was für ein Gelaber! Aber es stimmt doch - greif zu! Die Jungs sind so großartig geworden. Zieh los! Wohin! Warum?

Heute sehe ich meine Jungs gar nicht mehr so sehr wie meine Kinder an, sondern eher wie ziemlich gute Menschen, die schon in jungen Jahren kapiert haben, worum es im Leben geht. Welche Menschen wirklich wichtig sind im Leben. Aber natürlich hoffe ich auf Ihre Fehler, denn die machen uns ja erst interessant. Denn eigentlich fand ich in meinem Leben nur solche Menschen interessant, die mir von ihrem Auf und Ab erzählt haben und nicht ihr langweiliges unddannkamalleswiegeplant.

Erst als ich anfing dem Arschloch ein wenig dankbar zu sein, fing auch mein Leben an sich zu verändern. Ich fühlte mich manches Mal so frei, so bekloppt, bescheuert und so hatte ich auf einmal auch das Verständnis von den Menschen, die mich eigentlich nicht verstehen konnten. Aber wenn sie meine Geschichte hörten, dann war es ok, dass ich ein wenig bescheuert war, in ihren Augen ☺

Warum nicht den Übeltäter zum Nutzen machen? ...da begann ich das Arschloch ein wenig zu mögen. Aber Vorsicht, dachte ich mir immer, nicht dass das Arschloch denkt, ich hätte es so gerne, dass es wieder kommen könne. Das ist eine Gradwanderung meine Lieben! Denn das wollen wir ja nicht. Das Arschloch soll bleiben wo der Pfeffer wächst. Wo wächst eigentlich Pfeffer?

Was ich auf jeden Fall gemacht habe und wovon ich überzeugt bin, was mir geholfen hat war ATMEN.

Ja klar, wir atmen alle … sonst wären wir auch ohne das Arschloch tot. Aber ich meine atmet Eure Lieblingsfarbe ein, und Eure Hassfarbe aus. Bei mir war es gold ein, und hausmeistergrau aus. Jetzt wisst Ihr aber alle, dass Farben schwer der Mode unterzogen sind, also nehmt nicht taupe oder vulcano. Sonder ganz klare Farben, die Ihr liebt. Jetzt kann man ja nicht den ganzen Tag Farben einatmen wenn man Mutter ist oder berufstätig, also müsst Ihr Euch einen Sport aussuchen, bei dem Ihr Zeit habt bewusst zu atmen. Aus gold habe ich mir die Heilung vorgestellt, aus grau waren alle Arschlochzellen, die ich einfach ausatmete. Und so reinigte ich meinen Körper vom Arschloch. Mancher sagte oft zu mir, du treibst Schindluder mit deinem Körper! Alkohol; Zigaretten, viel Arbeit, viel Stress - aber ich habe es immer wieder geschafft, Spaß an der Sache zu finden. Wenn ich joggen ging oder Yoga machte atmete ich. Wenn ich an einer Ampel stand, atmete ich. Wenn an der Kasse eine lange Schlange war - atmete ich, immer wenn ich auf etwas warte atme ich! Wenn ich mich ärgere über irgendetwas in meinem Leben, habe ich mich oft gefragt, sollen wir diesen Part in Deinem Leben kurz austauschen mit Arschloch?

Nein, es gibt nichts, was so schlimm ist, dass das Arschloch in mein Leben zurück kommt. Aber eins weiß ich, sollte es mal zurück kommen, ich zeig ihm noch einmal wo es lang geht!

Über alle die Jahre sind mir viele Methoden begegnet. Viele Bücher über Esoterik und Gesundheit wurden von mir verschlungen, aber eins ist mir klar geworden:

Lachen ist wirklich die beste Medizin.

Positive Gedanken – auch wenn es manchmal schwer fällt.

Keine Zeit haben für die Krankheit!

Sich selbst nicht so ernst nehmen!

An Gesundheit glauben,
nicht an Krankheit.

An Liebe glauben,
nicht an Trennung.

An glückliche Kinder denken,
nicht an traurige Kinder.

Jeden Morgen Wünsche – Wünsche - Wünsche. Und dann nicht nur Gesundheit - NEIN so bescheiden bin ich nicht mehr. Unerschöpfliche Reichtümer, Freunde, Reisen, Gesundheit und eine ganze Menge Spaß im Leben. Ich werde es anziehen mit der Kraft meiner Gedanken.

Und jede Frau, die dieses Buch jetzt gelesen hat, und denkt: Ja sie hatte Glück, aber bei mir…..STOPP!

Denk nicht an das Arschloch, lass es los. Denk an wirklich schöne Dinge, die Du Dir wünschst. Mache es bitte, es kostet nichts, noch nicht einmal körperliche Anstrengung. Konzentriere Dich nur auf das was Du willst.

Keine Gedanken, keine Minute mehr für das Arschloch. Versetze Dich bildlich in die Situation in der Du sein möchtest. Wieder mit langem Haar am Strand (vielleicht hast Du gerade eine Glatze wegen der Chemo) Egal! Fühle - wie Dein Haar völlig durcheinander gerät, durch den Wind am Strand. Am besten stellst Du Dir das in Holland vor, da gibt es eine Menge Wind. Wenn Du es fühlst, wird es bald so sein.
Vorstellen, fühlen und abwarten. Du wirst es erleben. Zeige dem Arschloch wo der Ausgang ist in Deinem Körper und Deinem Geist.

Ich habe es getan!

PS

Meine Diagnose war wirklich nicht gut. Im Nachhinein habe ich erfahren, dass man mir max. 2 Jahre gab.

Dies ist jetzt 18 Jahre her.

Ich habe mir 2 Jahre nach der Amputation ein Silikon-Implantat einsetzen lassen, da ich anfing daran zu glauben, dass ich 81 Jahre alt werde. Dies habe ich 2011 durch den Latissimusmuskel und einer Silikonprothese erneuern lassen, da ich eine Kapselfibrose hatte. Ich gebe zu, dass es sehr schmerzhaft war, aber es hat sich gelohnt.

Ich bin gesund und werde mich jetzt um das Thema älter werden kümmern....und das geht ganz Gewiss nur mit Humor, denn so witzig ist das gar nicht mit den Falten ☺

Warum hat sie das Arschloch besiegt?

Ihr Mann: Weil sie leben wollte.

Ihr ältester Sohn: Größte Kampfsau, die ich kenne ☺

Ihr jüngster Sohn: Sie ist stärker als der Teufel ☺

Ihr Vater: Sie ist einfach plemplem.

Ihre Schwester: Sie hat den Krebs auf Partys runter gespült und weg geraucht!

Ihre Cousine: Sie hatte gar keine Zeit, an Krebs zu denken!

Ihre Freundin: Wer dem Drachen einmal ins Maul geschaut hat, braucht nie wieder Angst zu haben.

****

Dieses Buch hätte auch 750 Seiten haben können, aber ich wollte auf schnellem Wege Mut machen…

Viele mir wichtige Personen sind deswegen auch zu kurz gekommen in diesem Buch …

Unser Nachbar: Immer zur Stelle wenn es eng wurde!

Mein Vater: Der uns zu jeder Zeit seine Segelyacht zur Verfügung stellte.

Meine Mutter: In Gedanken war sie immer bei uns!

Meine Schwester: Die uns den ein oder anderen Kinoabend bescherte.

Meine Schwiegereltern: Die sich liebevoll um die Jungs kümmerten.

Meine Freundin: Die Arme, musste sich ALLES von mir anhören.

Meine Kinder: Ohne dass sie es wussten, waren sie für mich der wichtigste Antrieb zum Leben.

Mein Mann: Ihm gilt mein besonderer Dank für seine unendliche Geduld, seine wahnsinnige Toleranz, seine Standhaftigkeit und dass er mich über all die Jahre ertragen hat ☺ und jetzt auch noch das Altern miterleben muss.

So Mama, ich hab's getan.

Das Buch ist fertig!

Facebook: Brustkrebs- Du kannst mich mal!